AF384153

DES

KYSTES HYDATIQUES

DES MEMBRES

PAR

Eug. PAUL-BONCOUR,

Docteur en médecine de la Faculté de Paris,
Interne en médecine et en chirurgie des hôpitaux de Paris.

PARIS

A. PARENT, IMPRIMEUR DE LA FACULTÉ DE MÉDECINE

29-31, RUE MONSIEUR-LE-PRINCE, 29-31.

1878

DES KYSTES HYDATIQUES

DES MEMBRES

DES

KYSTES HYDATIQUES

DES MEMBRES

PAR

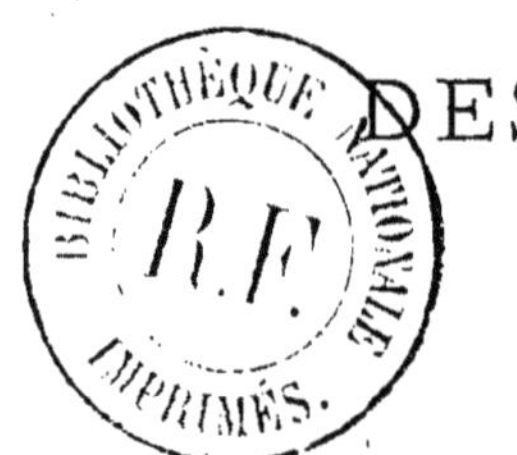

Eug. PAUL-BONCOUR,

Docteur en médecine de la Faculté de Paris,
Interne en médecine et en chirurgie des hôpitaux de Paris.

PARIS

A. PARENT, IMPRIMEUR DE LA FACULTÉ DE MÉDECINE

29-31, RUE MONSIEUR-LE-PRINCE, 29-31.

1878

A LA MEMOIRE DE MON PÈRE

A MA MÈRE CHERIE

A MA SŒUR

A MES AMIS

Boncour.

DES KYSTES HYDATIQUES

DES MEMBRES

INTRODUCTION

En prenant, comme sujet de notre thèse, les *kystes hydatiques des membres*, nous n'avons point eu la prétention de faire un travail tout à fait original.

Le remarquable traité des entozoaires de Davaine (2ᵉ édition) nous a été d'un grand secours, et nous pouvons dire que nous lui sommes redevable d'un grand nombre de nos matériaux.

Notre but principal est de démontrer que dans l'apparition de certains kystes hydatiques, le traumatisme, contusion ou fracture, n'est pas une cause toujours banale, mais qu'il a une valeur réelle dans certains cas comme cause occasionnelle.

La symptomatologie de ces sortes de tumeurs est fort restreinte, aussi nous avons cherché à en étendre le cadre, en y ajoutant certains signes que nous avons trouvés dans nos observations.

La théorie que nous avons donnée pour démontrer qu'il y a relation de cause à effet entre le traumatisme et l'apparition d'un kyste hydatique, pourra peut-être paraître un peu hasardée. Evidemment elle n'est pas assise sur des bases aussi solides qu'on pourrait le désirer. Cependant nous pensons que la succession évidente des faits cliniques vient lui donner un certain appui.

Aussi espérons-nous que, pour cette raison, nos juges voudront bien nous accorder toute leur bienveillance.

Après avoir exposé quelques considérations générales sur les hydatides, considérations qui nous semblent nécessaires pour bien comprendre la première partie de notre thèse, nous diviserons notre travail de la façon suivante :

La première partie comprendra l'étiologie.

La deuxième partie traitera de la symptomatologie.

La troisième, du diagnostic.

Enfin, dans la quatrième partie, nous ferons en peu de mots le pronostic et le traitement.

Ce dernier chapitre sera suivi d'un certain nombre d'observations que nous avons pu recueillir.

CONSIDÉRATIONS GÉNERALES SUR LES HYDATIDES.

Depuis les beaux travaux de Davaine sur les entozoaires, tous les auteurs sont d'accord maintenant pour regarder l'hydatide comme un mode particulier d'existence d'un ver rubané qui se trouve dans l'intestin du chien, et qui a reçu le nom de tænia echinococcus.

A quelle phase de la vie de ce tænia succède l'hydatide, quelle métamorphose le ver subit-il après celle-ci? telles sont les premières questions que nous allons d'abord essayer de résoudre. Ensuite nous montrerons comment et sous quelle forme ce tænia s'introduit dans l'intestin de l'homme, et enfin comment il arrive à se frayer un passage et à se fixer dans les différents organes.

Le tænia echinococcus est un ver rubané que l'on trouve particulièrement dans l'intestin de notre chien domestique. Loin d'acquérir des dimensions aussi considérables que le tænia de l'homme dont la longueur la plus généralement observée est de 6 à 8 mètres, pouvant aller comme maximum jusqu'à 20 et 40 mètres, le tænia du chien est un ver qui, même à l'état adulte, est presque microscopique. Sa longeur ne dépasse pas 2 millimètres. A l'état parfait, il est formé d'une tête munie d'une double couronne de crochets et de quatre ventouses musculaires contractiles, et de trois anneaux, le dernier présentant des dimensions plus considérables que les deux autres. De Siebold qui a fait des études très-intéressantes sur ce sujet a observé que le développement de ce ver était rapide. Vingt-sept jours après avoir donné à de jeunes chiens des échinocoques provenant d'hydatides du foie et des poumons du bœuf et du mouton, il a reconnu non-seulement que le ver était déjà muni de ses trois articulations, mais encore que les œufs étaient formés et que l'embryon était déjà visible. C'est cet embryon qui, se frayant un chemin et se fixant dans les organes de l'homme, va constituer l'hydatide.

Ici il y a encore un point obscur pour les savants. Certainement l'embryon du tænia précède l'hydatide, mais comment celle-ci provient-elle de cet embryon? Est-ce par métamorphose ou par gemmation?

Quoi qu'il en soit, cet embryon est la cause première des kystes hydatiques.

L'hydatide est une vésicule dont le volume varie entre celui d'une tête d'épingle et celui d'une tête de fœtus à terme ; elle contient un liquide limpide. Cette première vésicule qu'on a désignée sous le nom d'hydatide mère, est organisée et vivante. Par sa surface externe, mais surtout par sa surface interne, elle donne naissance par bourgeonnement ou gemmation à des vésicules semblables à elle-même, qui ont reçu le nom d'hydatides filles. Toutes ces vésicules possèdent ordinairement à leur surface interne une membrane granuleuse découverte par Ch. Robin, et que cet auteur a désignée sous le nom de membrane fertile. C'est, en effet, sur cette membrane que se développent de nouveaux bourgeons non plus semblables aux hydatides, mais différents pour la forme et la structure. Examinée au microscope, elle nous présente une série de petites saillies, de petites élevures qui ne sont autre chose que le tænia embryonnaire ou échinocoque.

Ce scolex, qui est long de $1\lceil 9$ à $1\lceil 3$ de millimètre, présente un corps épais et arrondi et une tête possédant quatre ventouses et armée d'une double couronne de crochets.

Il est fixé à la membrane fertile par un prolongement funiculaire qui peut se rompre à un moment donné, et alors le ver tombe et flotte librement dans la cavité.

Toutes les hydatides ne possèdent pas de membrane germinale. Dans ce cas elles ne peuvent reproduire d'échinocoques ; elles sont alors stériles. Ce sont ces vésicules stériles que Laënnec avait désignées sous le nom d'acéphalocystes.

Si l'hydatide avec les échinocoques qu'elle contient reste au milieu de l'organe qui la renferme, elle finit par périr, et la persistance seule des crochets que l'on retrouve dans le liquide de la vésicule fait foi de l'existence antérieure d'une membrane germinale et d'échinocoques. Mais si au contraire, l'organe, foie, rate, muscle, au centre duquel se trouve un kyste hydatique muni de membrane fertile, devient la proie d'un chien, on voit alors l'animal arriver à un développement plus complet, à l'état parfait de tænia échinococcus, tel que nous l'avons décrit plus haut.

Il nous reste maintenant à étudier comment l'embryon du tænia échinococcus arrive dans l'intestin de l'homme, et comment, une fois dans le tube digestif, il parvient à se localiser dans tel ou tel organe.

Sur le premier point, tous les auteurs sont d'accord. Les différents anneaux du tænia renfermant des œufs se détachent du ver et sont évacués avec les fèces ; ils sont détruits sur le sol, et les œufs devenus libres sont entraînés par les pluies dans les cours d'eau ou les mares. Que les animaux viennent s'y désaltérer, que l'homme vienne y puiser sa boisson, et alors grâce à ce véhicule, l'œuf du tænia sera ainsi amené dans l'estomac.

Telle est l'explication que donnent tous les auteurs.

Si sur cette première question il est facile de s'entendre, il n'en est plus de même, lorsqu'on veut expliquer le mécanisme à l'aide duquel l'embryon se rend du tube digestif dans nos organes ; en un mot quel est son mode de migration ?

Voici comment s'exprime Davaine à ce sujet : « L'embryon s'accroche à la membrane muqueuse de l'intestin ; à l'aide de ses crochets, il se fraye un passage vers les organes parenchymateux (*Traité des entozoaires*, 2ᵉ édit., p. 366).

Plus loin, p. 388, se demandant pourquoi les entozoaires siégent ordinairement dans les organes abdominaux et thoraciques, il dit : « l'embryon quitte l'intestin en le perforant et gagne les parties voisines, soit directement, soit par l'intermédiaire des vaisseaux sanguins, lesquels se rendent dans le foie ou dans les poumons »

De la lecture de ces passages on peut conclure que, d'après Davaine, la migration peut se faire tantôt par le tissu cellulaire entourant les vaisseaux, tantôt par le sang contenu dans ces vaisseaux.

Certains auteurs admettent uniquement cette dernière hypothèse, que l'embryon traverse les parois des vaisseaux et est emporté par le torrent circulatoire ; mais, d'un autre côté, les expériences de Baillet sur l'organisation et la reproduction des cestoïdes du genre tænia (*Annales des Sciences naturelles*, 4° série, t. X, 1858), ont montré que, à la surface du foie, du poumon, du cerveau, existent, dans les cas d'infection expérimentale, des sillons très-évidemment creusés par les embryons en migration.

En présence de ces deux hypothèses, devons-nous accepter l'une et rejeter l'autre, ou bien admettre que les deux modes de migration sont possibles ? Il ne nous est pas permis de trancher la question d'une façon définitive. Cependant, l'étude des faits cliniques, la localisation particulière des hydatides au milieu des organes éminemmen vasculaires, qui sont sous la dépendance directe ou indirecte de la circulation, nous force à manifester notre préférence et à accepter plutôt la migration par le torrent circulatoire que par le tissu cellulaire.

ÉTIOLOGIE

Après ce que nous avons écrit dans notre premier chapitre sur les différentes métamorphoses, sur les différentes phases de la vie du tænia échinococcus, il est obligatoire de tirer la conclusion suivante : La cause première de la présence des hydatides dans les organes de l'homme, c'est l'introduction des œufs du tænia dans le tube digestif. Mais comment ces œufs parviennent-ils dans l'estomac ? Nous avons déjà dit que l'eau puisée dans les fontaines, les rivières, les fleuves, pour servir à notre boisson, était leur principal véhicule.

Est-ce là leur seul mode d'introduction dans l'économie ? Plusieurs faits bien observés semblent prouver le contraire. Tout le monde sait, en effet, qu'en Islande, l'échinocoque y atteint sa plus grande fréquence : que, dans ce pays, il y est véritablement à l'état endémique. C'est le docteur Schleisner qui, l'un des premiers, a fait connaître ce fait. Le cinquième de la population serait atteint de cette affection. Tous les auteurs s'accordent à dire que cela tient à la cohabitation ordinaire des chiens et de l'homme. Les œufs du tænia adhérents aux poils des chiens peuvent être déposés, ici sur les couvertures des lits, là sur les vêtements, plus loin même sur les substances alimentaires, et arriver ensuite d'une façon ou d'une autre jusque dans le tube digestif de l'homme.

Nous trouvons, dans le beau livre de Davaine, que, suivant le Dr Budd, les pauvres, en Angleterre, paraîtraient être plus fréquemment atteints de ces vers que les riches.

L'explication qu'il donne de ce fait est celle-ci : c'est que les pauvres habitent des maisons basses et humides et se nourrissent en plus grande proportion de végétaux. Or, on sait, dit Davaine, que les hydatides sont très-communes chez les moutons et les bœufs qui paissent dans des prai-

ries marecageuses, et surtout pendant les années plu-
vieuses.

L'influence du régime sur la production de ces vers est donc assez manifeste ; toutefois son mode d'action est encore couvert d'une profonde obscurité.

Ainsi donc, l'alimentation avec des végétaux, non cuits, bien entendu, serait une nouvelle source d'introduction des œufs du tænia dans l'économie.

Nous ne nous arrêterons pas à passer en revue les différentes causes des kystes hydatiques inhérentes à l'homme lui-même. Cette étude serait peu intéressante et peu profitable pour notre sujet. Nous pensons, du reste, qu'elles ont peu de valeur en elles-mêmes. En effet, pourquoi l'hydatide se montrerait-elle plutôt chez l'homme que chez la femme, chez l'enfant que chez le vieillard, chez le marin que chez le soldat de terre? Ces différentes modalités étiologiques ne pourraient être prises en considération qu'à la condition de tenir compte et du genre d'alimentation et du lieu d'habitation.

Mais il est une cause sur laquelle nous désirons attirer plus particulièrement l'attention, d'abord parce qu'elle rentre directement dans le sujet de notre thèse, et ensuite parce que nous pensons, contrairement au plus grand nombre d'auteurs, qu'elle a une valeur réelle comme cause occasionnelle. Cette cause, c'est le traumatisme, soit comme contusion dans le plus grand nombre des cas, soit quelquefois comme fracture.

C'est après avoir étudié avec soin un grand nombre d'observations répandues dans les auteurs, et quelques-unes encore inédites, que nous sommes arrivé à nous former cette opinion, qui est loin d'être celle des auteurs ayant traité de ce sujet.

Voici, en effet, comment s'exprime Davaine dans son livre, page 388 :

« L'animalité des hydatides n'étant plus aujourd'hui contestée, leur origine dans une génération spontanée n'étant pas admissible, la cause de leur existence ne peut être attribuée à quelque violence extérieure. » Et il ajoute : « Il existe cependant beaucoup de faits dans lesquels l'apparition des hydatides a été précédée d'une contusion, d'une commotion, d'un effort. »

Oui, certes, nous sommes absolument de l'avis de Davaine, s'il veut dire par là que le traumatisme n'engendre pas l'hydatide, n'en est pas la cause efficiente. Mais nous ne serons plus avec lui s'il croit que le traumatisme n'a n'a pas la moindre valeur comme cause occasionnelle. Ce serait, en effet, un fait bien exceptionnel, bien extraordinaire, de voir, pour les membres en particulier, des kystes hydatiques succéder si souvent à des traumatismes, sans qu'il n'y eût aucune relation de cause à effet entre le traumatisme et l'hydatide. Cette succession de faits est trop évidente et a été notée un trop grand nombre de fois pour qu'elle ne soit due qu'au hasard.

La localisation fréquente de l'hydatide dans le foie, le poumon, est bien facile à expliquer sans faire intervenir le traumatisme, étant admise la théorie de la migration des embryons du tænia par le sang. Nous verrons plus loin que, pour les membres, il y a aussi certains lieux d'élection dus à l'état local de la circulation. Mais il est des cas pour lesquels la circulation locale ne peut en rien expliquer l'apparition fréquente d'hydatides en certains points, si l'on ne fait intervenir une autre cause, le traumatisme.

Ayant démontré, par le grand nombre d'observations

dans lesquelles le kyste hydatique succède à un traumatisme, qu'il y a certainement une relation de cause à
effet entre le traumatisme et l'hydatide, devons-nous cher-
cher à donner une explication de ce fait ?

Nous en ferons l'essai.

Tout traumatisme, suivant son degré de violence, peut
produire, soit un épanchement sanguin, soit la fracture
d'un os, soit un léger mouvement fluxionnaire.

Il est bien entendu que nous nous mettons dans le cas
d'un individu qui a ingéré d'une manière ou d'une autre
des embryons de tænia.

Supposons que le traumatisme ait produit un épanchement sanguin. Voici ce qui va se passer : les embryons
du tænia, entraînés dans le torrent circulatoire, peuvent
parfaitement, en même temps que les globules sanguins,
sortir du vaisseau qui les contient et s'épancher au niveau
du point contus, et l'épanchement sanguin, qui au moment de la contusion ne forme qu'une bosse sanguine, est
remplacé plus tard par un kyste hydatique.

Dans le cas de fracture, la mécanisme peut être le même ;
car il n'y a pas de fracture sans épanchement sanguin.

S'il s'agit d'un mouvement fluxionnaire, il y a un afflux
plus considérable de sang, la circulation sanguine devient
plus active à ce niveau, et alors il est bien certain que nous
avons plus de chance de voir l'embryon du tænia s'arrêter
à ce niveau.

Ici on me fera l'objection suivante qui certes, au premier abord, paraît d'une grande valeur :

Il faut bien, me dira-t-on, que cette embolie constituée
par l'embryon s'arrête quelque part, et il n'est certes pas
déraisonnable de supposer que c'est seulement par l'effet
du hasard, qu'on voit apparaître, une hydatide dans un

endroit qui, quelque temps auparavant, avait été le siége d'une contusion légère. A cette objection je répondrai simplement ceci : pourquoi cette embolie vient-elle s'arrêter dans un point contus antérieurement, et où les capillaires sanguins sont relativement assez grands, et ne s'arrête-t-elle pas, par exemple, dans le poumon, où les capillaires sont plus petits qu'à la peau, diminuant ainsi la longueur de son parcours ?

Il faut bien, quoi qu'on fasse, ne pas attribuer tout au hasard, et admettre que le traumatisme est pour quelque chose dans la localisation du kyste.

Telle est l'hypothèse que nous avons faite. Nous la faisons parce qu'elle nous paraît quelque peu plausible, et parce qu'il est agréable pour notre esprit de ne pas abandonner au hasard l'explication d'un fait, quand nous avons à notre service quelques éléments de preuve.

ANATOMIE PATHOLOGIQUE

L'étude anatomo-pathologique doit être divisée en deux parties :

1° L'anatomie pathologique générale du kyste hydatique, c'est-à-dire l'étude du kyste en lui-même, tel qu'il se comporte dans toutes les régions.

2° L'anatomie pathologique spéciale à notre sujet, c'est-à-dire l'étude anatomique du kyste hydatique dans les membres.

Dans la première partie, nous serons bref, pour deux raisons :

La première, c'est que nous sommes bien loin d'avoir l'orgueilleuse intention d'apprendre quelque chose de nouveau sur un sujet qui a été si bien traité par J. Cruveilhier dans son beau livre d'anatomie pathologique générale.

La deuxième raison, c'est que nous ne ferions que répéter ce que nous avons dit déjà au commencement de notre travail sur les hydatides et les échinocoques.

L'anatomie pathologique du kyste hydatique comprend :

1° L'étude des kystes adventifs qui isolent cette production organique vivante des parties voisines.

2° Celle des membranes hydatiques.

3° Celle des entozoaires microscopiques, connus sous le nom d'échinocoques.

La poche externe n'est que postérieure à l'apparition de l'embryon du tænia en un point : elle est formée à la suite d'un travail irritatif du tissu cellulaire environnant, causé par la présence de l'embryon ; elle n'est point nécessaire, point indispensable à la constitution de l'hydatide. En effet, on a trouvé dans le cerveau, dans l'épaisseur des poumons et dans la cavité de la plèvre, des exemples d'hydatides dépourvues de kyste, c'est-à-dire libres, sans adhérence au milieu de ces organes. Aussi, a-t-on désigné cette paroi externe sous le nom de membrane adventive.

Formée aux dépens du tissu cellulaire voisin, elle est disposée en couches qu'on peut séparer par lambeaux d'une grandeur variable. Mince et cellulaire dès le début, elle devient plus tard remarquable par son épaisseur, pouvant acquérir une consistance fibreuse, fibro-cartilagineuse et même osseuse. Par sa surface externe, elle est le plus souvent très-adhérente aux parties voisines, et par conséquent difficile à énucléer. Des vaisseaux sanguins, quelquefois volumineux, viennent serpenter dans son épaisseur. La surface interne est ordinairement rugueuse,

et bien rarement on voit du liquide s'interposer entre elle
et l'hydatide.

Le kyste adventif est bien exceptionnellement multilo-
culaire. Dans ce cas, on voit l'hydatide se porter d'une
loge dans l'autre, en formant des rétrécissements au niveau des orifices de communication, ainsi que Cruveilhier
l'a observé.

Nous ne nous arrêterons pas à décrire l'hydatide ni
l'échinocoque ; nous l'avons fait dans la première partie de
notre thèse.

Mais nous dirons quelques mots sur les propriétés du
liquide contenu dans l'hydatide, et sur les différentes
transformations de la tumeur hydatique.

Le kyste hydatique, dont le volume peut atteindre celui
d'une tête de fœtus, contient presque toujours, dans sa cavité, un liquide au milieu duquel nagent des hydatides
appelées filles par opposition à l'hydatide mère qui tapisse
la membrane adventive.

Ce liquide est clair, transparent, limpide comme de l'eau
de roche. Sa densité est de 1,008 à 1,013, d'une réaction
neutre ou légèrement alcaline. Si on place sur une lame
de verre une goutte de ce liquide et si on la laisse évaporer,
on aperçoit au microscope une quantité de petits cristaux
qui ne sont autres que des cristaux de chlorure de sodium.
Ce liquide ne se coagule ni par la chaleur, ni par les acides,
fait très-important et très-précieux pour la clinique. Ce
serait Récamier, qui le premier, d'après Davaine, aurait
cherché dans ce fait un signe diagnostique des tumeurs
hydatiques.

Signalons aussi comme important, mais d'une moins
grande valeur que le précédent, parce qu'on ne l'observe
pas toujours, le fait suivant. C'est qu'au microscope, on

découvre dans le liquide des crochets provenant des échinocoques qui sont fixés sur la membrane germinale.

Le liquide peut subir un certain nombre de métamorphoses ; elles ont été bien étudiées pour les kystes hydatiques des organes internes. Quoique nous ne les ayons
pas trouvées signalées dans les observations des kystes
hydatiques des membres, il est probable cependant que ce
fait se présenterait, si, ceux-ci, par leur situation super-
ficielle, ne rendaient pas l'opération plus facile et par
conséquent plus fréquente.

Ce liquide peut d'abord disparaître, et alors on voit les
parois de l'hydatide, si elle est solitaire, s'accoler l'une à
l'autre ; si, au contraire, il y a un grand nombre d'hydatides, on les trouve, pour citer les termes de Cruveilhier,
aplaties, pressées les unes contre les autres comme des ha-
rengs empilés.

Quelquefois, dit encore Cruveilhier, on trouve dans les
kystes du pus visqueux albumineux, gélatiniforme, plus
souvent une matière caséiforme, pultacée, d'apparence
plâtreuse, quelquefois même des concrétions calcaires, en
proportion plus ou moins considérable, mêlées de membranes acéphalocystes.

La métamorphose que nous avons trouvé signalée le
plus fréquemment dans les observations de kystes hydatiques des membres, c'est la transformation du liquide en
collection purulente phlegmoneuse, produite sous l'influence soit d'un traumatisme accidentel, soit d'un traumatisme chirurgical, tel que la ponction exploratrice.

Les kystes hydatiques des membres peuvent être observés dans toutes les parties qui constituent ces organes.

On peut les rencontrer sous la peau, dans le tissu cellulaire sous-cutané, sous les aponévroses, placés soit

dans les muscles, soit dans leurs interstices, soit enfin dans les os.

Nous les diviserons donc de la façon suivante :

1° Kystes hydatiques sous-cutanés ;

2° Id.   id.   sous-aponévrotiques inter-musculaires et intra-musculaires ;

3° Kystes hydatiques des os.

L'anatomie pathologique de ces différentes espèces ne présente rien de bien particulier. S'il s'agit d'un kyste hydatique sous-cutané, la tumeur se creuse une loge en écartant peu à peu le tissu cellulaire voisin qui se condense de plus en plus à sa périphérie.

La même chose se produit pour les kystes sous-aponévrotiques ; seulement dans un cas les différents muscles sont écartés les uns des autres ; les vaisseaux et les nerfs déviés de leur trajet ; dans l'autre, les fibres musculaires sont dissociées.

Le passage suivant, extrait du livre de Davaine, p. 575, nous montre bien ce qui se passe dans les cas de kystes hydatiques des os :

« Généralement, dans les os plats, les hydatides occupent le diploé, et, dans les os longs, la partie spongieuse. Toutefois on en a vu se développer dans la diaphyse et envahir toute l'étendue de la cavité médullaire. Quelquefois les hydatides occupent des loges distinctes dans le tissu spongieux ; plus souvent les vésicules, en nombre plus ou moins grand, sont renfermées dans une poche unique. Le développement de cette poche est lent, et sa durée est, dans la plupart des cas, de plusieurs années. Elle peut acquérir le volume du poing. A l'intérieur, elle est lisse au moins dans les premiers temps, et consiste dans une membrane mince, distincte du tissu osseux environnant; on y remarque des impressions digitales laissées par les hydatides, impressions analogues à celles de la face interne du crâne.

« ..... Les parois osseuses qui les renferment acquièrent d'abord un accroissement proportionnel à celui de la poche hydatique; elles se distendent, s'amincissent, en sorte que cette partie de l'os forme une tumeur assez régulière; plus tard, certaines portions plus amincies se résorbent, se perforent, et le kyste vient en contact avec les parties molles qu'il refoule en continuant de se développer; alors les organes voisins, comprimés ou déplacés, sont plus ou moins compromis.

« ..... Dans les os longs, les hydatides peuvent envahir consécutivement une cavité articulaire et déterminer une arthrite grave. »

Peut-on dire qu'il y a des points sur les membres où les kystes hydatiques se rencontrent particulièrement; en un mot, y a-t-il des lieux d'élection?

L'étude attentive des observations trouvées dans les auteurs et de celles que nous avons pu recueillir nous fait pencher vers l'affirmative.

Non-seulement nous pensons qu'il y a des lieux d'élection que nous appellerons *anatomiques*, mais encore nous sommes persuadé qu'il y a des lieux d'élection *accidentels* ou *traumatiques*.

Les premiers, nous les appelons *anatomiques* parce qu'ils ont un rapport très-évident avec le trajet des gros vaisseaux.

Ainsi, au bras, les hystes hydatiques se voient à la partie interne, sous le biceps, sur le trajet de l'artère humérale.

A l'avant-bras, nous n'avons pas trouvé de kyste sur la

face dorsale; tous se trouvent sur la face antérieure, où sont situés les gros vaisseaux.

A la cuisse, presque tous les kystes qui ne présentent pas comme cause occasionnelle un traumatisme se trouvent situés dans le triangle de Scarpa, sur le trajet de l'artère fémorale.

La deuxième variété de lieux d'élection, nous l'avons appelée accidentelle ou traumatique parce qu'elle se présente en des points qui, par leur position, sont exposés à des traumatismes fréquents.

Parmi ces faits, nous citerons particulièrement la région antéro-externe de la cuisse et la région fessière.

On fera peut-être à notre classification des lieux d'élection le reproche d'être une simple vue de l'esprit. Nous la croyons cependant fondée ; car si elle ne repose pas sur un nombre imposant d'observations, celles-ci, cependant, sont suffisamment nombreuses pour lui donner une certaine valeur.

SYMPTOMATOLOGIE.

Les kystes hydatiques des membres étant des tumeurs qui ne se développent pas aux dépens des tissus, au milieu desquels ils apparaissent, ne se trouvant point en rapport avec des organes qui aient des fonctions indispensables à la vie et ne faisant, pour s'agrandir, qu'éloigner progressivement les parties voisines, ne présentent, pour cette raison, qu'une symptomatologie bien peu caractéristique.

Souvent, à la suite d'une violence extérieure ayant produit une contusion, on voit apparaître une tumeur au niveau de la région contuse. L'espace de temps qui s'écoule entre le traumatisme et l'apparition de celle-ci est variable.

Il oscille entre quatre et dix-huit mois.

Assez souvent aussi, le début est absolument insidieux. Sans cause appréciable, on voit se former en un point une tuméfaction limitée.

Que le début ait été précédé d'un traumatisme ou n'en ait pas été précédé, il est bien rare que la tumeur, avant qu'elle n'ait atteint un volume assez considérable, s'annonce par un autre phénomène que celui de la tuméfaction des parties.

Notons cependant que, si ordinairement l'affection hydatique des os est indolente à son début, dans quelques cas, elle s'annonce par des douleurs fixes et profondes.

Il est aussi deux autres symptômes qui semblent avoir un certain rapport avec l'apparition du kyste hydatique. Tous les deux paraissent avoir une certaine analogie.

L'un, nous le trouvons noté dans une observation du livre de Davaine. L'autre a été remarqué par un malade qui fait le sujet d'une de nos observations.

Le premier de ces symptômes est la sensation de l'écoulement d'un liquide. Voici, du reste, l'observation de Davaine, p. 574 :

« Un homme se plaignait de la sensation d'un liquide qui semblait s'écouler du dos vers les extrémités inférieures; à la suite de quoi se développa une tumeur au jarret droit; à l'ouverture de cette tumeur, on la trouva pleine d'hydatides acépholocystes. »

Dans notre observation, il est noté ceci :

« L'attention de la malade a été éveillée, pour la première fois, il y a un an, parce que, dit-elle, sa jambe droite avait facilement froid. »

Quoi qu'il en soit, cette tumeur augmente de volume; le

plus souvent le développement du kyste est progressif;
c'est ce que démontre le plus grand nombre de nos observations.

Il n'en est pas toujours de même cependant. On voit
quelquefois le kyste prendre un accroissement rapide,
presque subit, dans son volume. M. le professeur Gosselin,
à propos d'une observation de kyste hydatique de la cuisse
droite, publiée dans sa Clinique chirurgicale de l'hôpital
de la Charité, t. 2, p. 560, fait remarquer cette particu-
larité intéressante, ce qui, dans le cas spécial, éloignait
encore le chirurgien de la Charité de l'idée d'une tumeur
hydatique.

Le même fait a été aussi observé à l'étranger. Le résumé
d'une thèse sur le diagnostic des tumeurs hydatiques des
organes externes (E. Hanson) que nous trouvons dans la
Revue des sciences médicales, 2° année, t. III, 2° fascicule,
nous présente la phrase suivante : « L'auteur semble accorder aussi une certaine valeur diagnostique au mode
de développement de la tumeur : croissance très-lente d'a-
bord, état stationnaire pendant assez longtemps, puis
subitement développement très-rapide. »

Une fois que la tumeur a acquis un volume assez considérable, elle présente un certain nombre de signes physi-
ques et de troubles fonctionnels.

Nous trouvons d'abord une déformation de la région qui
est le siége du kyste hydatique. A volume égal, la tumeur
fait plus ou moins de saillie, suivant qu'elle siége dans le
tissu cellulaire sous-cutané, dans les muscles ou dans
les os.

La peau présente sa coloration normale et n'est nullement adhérente, tant qu'il n'y a aucun phénomène in-
flammatoire.

Le siége variable de la tumeur dans les différentes parties du membre, fait aussi varier les conditions de sa mobilité :

Sous-cutanée, la tumeur est mobile dans tous les sens.

Placée au milieu d'un muscle, au bras ou à l'avant-bras, à la cuisse aussi bien qu'à la jambe, la tumeur ne présente de la mobilité que dans un sens : dans le sens transversal et jamais dans le sens vertical.

On comprend parfaitement son immobilité quand elle siége dans les os.

Ordinairement globuleuse, régulière, élastique, cette tumeur présente de la matité à la percussion. Le plus souvent on peut y sentir la fluctuation ; si elle siége dans un os, on peut sentir, lorsqu'elle est arrivée à un certain degré de développement, un rebord dur, osseux, à la base des parties ramollies.

Enfin, il est un signe à propos duquel on a beaucoup écrit, beaucoup discuté ; il est adopté par les uns, rejeté par les autres. Nous voulons parler du frémissement hydatique.

Nous ne nous étendrons pas plus longuement sur ce signe, dont on trouvera l'historique dans tous les ouvrages, toutes les thèses traitant des kystes hydatiques du foie.

Il ne se trouve noté dans aucune de nos observations. Aussi pensons-nous que la difficulté qu'on a à le percevoir, lui enlève beaucoup de sa valeur.

Comme troubles fonctionnels, on constate, lorsque la tumeur a acquis un volume assez considérable, et surtout lorsqu'elle est sous-aponévrotique, une gêne dans les mouvements, de flexion et d'extension des membres. Ce fait est bien net dans une de nos observations :

A son lever, le malade, atteint d'un kyste hydatique de

la cuisse, avait de la peine à se mettre en marche ; il souffrait. Mais lorqu'il était échauffé, suivant son expression, la douleur disparaissait pour reparaître à la fin de la journée.

Les kystes hydatiques se développent assez rapidement. En un an, ils acquièrent un volume très-appréciable. Quelle est leur terminaison ? Si nous devons nous en rapporter aux seules observations que nous avons pu recueillir, nous trouvons qu'ils ne se terminent pas par la guérison naturelle. Il est vrai de dire qu'une opération faite d'assez bonne heure, les arrête le plus souvent dans leur évolution naturelle.

Ce que l'on observe assez souvent, c'est la suppuration du contenu de la poche, pouvant survenir, soit par une violence extérieure, soit par des palpations répétées, soit par des ponctions exploratrices.

Disons enfin pour terminer la symptomatologie, qu'on a observé à la suite d'un simple effort, des fractures d'os longs qui étaient le siége de kystes hydatiques. Un certain nombre d'observations publiées dans le livre de Davaine mettent bien en lumière ce fait clinique intéressant.

DIAGNOSTIC.

Les kystes hydatiques des membres appartiennent à la catégorie des tumeurs rares de ces organes ; de plus, ils présentent un grand nombre de symptômes communs à beaucoup de néoplasmes qui peuvent se développer dans ces régions.

Aussi, à cause de leur rareté, à cause de cette similitude dans la symptomatologie, sont-ils souvent très-difficiles à reconnaître et donnent-ils souvent lieu à des erreurs de diagnostic.

Si la franche fluctuation était toujours facile à percevoir, notre besogne serait singulièrement simplifiée ; mais il arrive souvent que, quand les parois du kyste sont très-distendues, ou que le kyste est séparé de la peau par une couche de tissus assez épaisse, l'on hésite beaucoup entre une tumeur liquide et une tumeur solide.

Le diagnostic présente trois points à considérer :

1° Distinguer le siége de la tumeur.

2° La variété ; est-ce une tumeur liquide, est-ce une tumeur solide ?

3° Est-ce un kyste hydatique ?

Il est assez facile d'arriver à savoir, quel est le siége anatomique de la tumeur.

Elle est sous-cutanée, quand elle est facilement mobile dans tous les sens. Si on peut la porter en haut, en bas, à droite, à gauche, et surtout, si ces mouvements peuvent lui être imprimés, que le membre soit en contraction ou en repos, il est permis d'affirmer qu'elle est située sous la peau.

La tumeur est-elle sous-aponévrotique, le diagnostic présente plus de difficulté, car il faut savoir si elle est située dans le tissu cellulaire intermusculaire, ou dans les muscles ou dans l'os.

Si elle est sous-aponévrotique, sa mobilité est moins grande que lorsqu'elle est sous la peau, surtout les muscles entrant en contraction ; car alors elle est bridée par l'aponévrose.

Ce qui permettra de reconnaître qu'elle est intermusculaire, c'est qu'alors le membre étant dans la résolution, on pourra imprimer à la tumeur des mouvements dans tous

les sens, moins étendus, il est vrai, que si elle était sous-
cutanée. De plus, si les muscles se contractent, elle pré-
sentera cependant un certain degré de mobilité.

Est-elle, au contraire, intra-musculaire, on pourra encore lui imprimer des mouvements; mais ces mouvements
ne pourront se faire qu'à un certain moment, et dans un
sens déterminé. Ce n'est qu'au moment du repos, qu'on
pourra la faire mouvoir, et c'est seulement dans une direction perpendiculaire à la direction du muscle, au milieu
duquel elle se trouve contenue. Ainsi, par exemple, une
tumeur située dans le triceps fémoral ne sera mobile que
dans le sens transversal.

La tumeur a-t-elle son siége dans l'os, elle sera complétement immobile comme l'os lui-même.

Ce premier point déterminé, il nous faut savoir si nous
avons affaire à une tumeur solide ou liquide.

Sous la peau, il n'y a que le lipome ou le fibrome qui
puisse être pris pour une tumeur liquide dont les parois
seraient très-tendues.

Dans le lipome, la sensation de lobules que donne le
palper peut mettre assez facilement sur la voie, et si on
conserve quelque doute, on a à sa disposition la ponction
capillaire exploratrice, qu'elle donne issue à du liquide ou
qu'elle n'y donne pas issue, car, dans le second cas, la fa-
cilité avec laquelle on peut promener l'aiguille dans la
poche permet d'affirmer qu'on n'est pas en présence d'une
tumeur solide.

S'il s'agit d'une tumeur sous-aponévrotique ou située
dans l'os, le diagnostic ne se posera guère qu'entre un
lipome sous-aponévrotique ou un sarcome de l'os. Dans le
cas de lipome, l'absence de fluctuationmet le plus souvent
sur la voie; dans le deuxième cas, nous ne voyons pas le

moyen d'éviter l'erreur de diagnostic, surtout s'il y a une couche osseuse assez épaisse recouvrant le kyste.

Une fois qu'on sera bien certain d'être en présence d'une tumeur liquide, tout obstacle n'aura pas encore disparu. Il faudra savoir si la tumeur n'est pas une variété d'abcès chronique ou un hématome, un kyste séreux ou hydatique.

L'absence de douleur indiquant une lésion du squelette, une bonne constitution, l'absence complète d'antécédents scrofuleux permettront d'éliminer, d'un côté l'abcès ossifluent, de l'autre l'abcès froid idiopathique.

Si le malade n'a pas reçu de coups dans la région qui est le siége de la tumeur, ou si ayant reçu un coup, même violent, la bosse sanguine qui s'est développée immédiatement a disparu au bout d'un certain temps, on pourra éloigner l'idée d'une tumeur hématique.

Il restera donc à déterminer la nature du kyste. La ponction seule, aidée du microscope pourra donner une certitude.

En effet, comme le dit le professeur Gosselin, le frémissement hydatique manque si habituellement, qu'il ne faut guère compter sur ce signe pour établir le diagnostic d'un kyste hydatique.

Par la ponction exploratrice, nous obtiendrons un liquide clair.

S'il ne se coagule pas par la chaleur, le diagnostic sera en faveur d'un kyste hydatique ; ce diagnostic sera confirmé si, à l'aide du microscope, on découvre des crochets.

Le liquide est-il albumineux, nous serons en présence d'un kyste séreux.

Gosselin cite, dans sa clinique, le cas d'un kyste hydatique dont le contenu liquide se coagulait par la chaleur.

Mais le fait est tellement rare, qu'il ne fait tort en rien à la loi générale.

Il arrivera parfois que le diagnostic ne sera pas aussi simple qu'on pourrait le croire d'après la description précédente. Nous voulons parler des cas où le médecin se trouve pour la première fois en présence d'un kyste hydatique présentant des phénomènes inflammatoires. Une de nos observations peut donner une bonne idée de cette difficulté clinique ; le malade avait été ponctionné à la Pitié, sans résultat, c'est-à-dire sans issue de liquide. A la suite de la ponction, la tumeur située à la partie antérieure de la cuisse s'enflamma ; les tissus environnants s'épaissirent, s'indurèrent, le fémur augmenta sensiblement de volume. A la face antérieure de la région, il n'y avait qu'un point dépressible, et où on sentait la fluctuation. Deux candidats, au bureau central, qui examinèrent le malade, en firent l'un, un abcès par congestion, l'autre un ostéosarcome. La morale que nous tirons de ce fait est la suivante : en présence de ces cas toute description didactique, tant bonne soit-elle, ne peut être utile.

Rien ne vaut, rien ne peut remplacer l'expérience clinique.

PRONOSTIC.

D'une façon générale, on peut dire que les kystes hydaques des membres ne constituent pas une affection grave.

Etant purement locale, par conséquent ne troublant en rien l'organisme, cette affection cependant donne lieu quelquefois à certains accidents qui viennent altérer un peu la bénignité du pronostic.

Ces accidents varient dans leur gravité, suivant le siége du kyste, suivant son volume, suivant les complications dont il peut s'accompagner.

Les kystes situés dans le tissu cellulaire sous-cutané ne présentent aucune gravité. A moins qu'on ne les laisse acquérir un volume considérable, bien rarement ils géneront les mouvements des membres.

Si au contraire ils siégent sous les aponévroses, au milieu des muscles, on comprend facilement qu'à cause de leur présence dans des organes affectés aux mouvements, ils viennent troubler ceux-ci et gêner la marche, si par exemple ils se trouvent dans les membres inférieurs.

Les kystes hydatiques des os sont les plus graves de tous. Par la dilatation de l'os dont ils sont la cause, ils enlèvent à celui-ci beaucoup de sa solidité. L'os aminci, fragile, peut se fracturer sous le moindre effort musculaire, et alors on peut voir, non-seulement la fracture ne pas se consolider, mais encore la suppuration se mettre dans le foyer et entraîner la mort du malade.

Il n'est pas besoin d'insister beaucoup pour démontrer qu'un kyste hydatique apporte avec lui-même plus de trouble, plus de gêne, qu'il devient plus volumineux. Mais ce qui, sans contredit, donne une gravité réelle au pronostic, c'est l'inflammation phlegmoneuse du kyste, pouvant survenir sous l'influence d'une ponction exploratrice, soit sous l'influence de palpations trop souvent répétées, de fatigues musculaires ou de contusions.

Ce n'est pas, en effet, sans amener de troubles généraux graves que la suppuration se développera dans une tumeur du volume du poing, située, soit au milieu du bras, soit au milieu de la cuisse. L'inflammation peu gagner les parties voisines et donner naissance à un phlegmon diffus.

TRAITEMENT

Nous serons bref sur la question du traitement.

Il varie suivant les modalités cliniques du kyste hydatique. Aussi nous contenterons-nous, à l'aide des observations publiées dans le livre de Davaine, et à l'aide de celles que nous avons pu recueillir, de faire un tableau résumé des diverses méthodes employées.

1° *os longs :*

a. L'os se fracture, il n'y a pas de consolidation : résection des extrémités osseuses.

b. S'il s'agit de phalanges avec tumeurs volumineuses et douleurs intolérables : amputation.

c. La tumeur située dans l'os fait saillie à l'extérieur : ouverture soit avec la potasse, soit avec le fer rouge ; issue du contenu de la poche : cautérisation.

2° *Parties molles :*

a. Tissu cellulaire sous-cutané.

Si le kyste est de petit volume, ou bien on le laisse en place, ou bien on l'extirpe en totalité.

S'il est volumineux, on peut essayer les ponctions répétées, l'injection de teinture d'iode, ou ce qui est mieux l'incision, la cautérisation et la suppuration de la poche.

On emploie le même traitement pour les kystes sous-aponévrotiques.

S'il y a suppuration du kyste, il n'y a qu'un mode de traitement, c'est l'ouverture de la poche, et la cautérisation de sa cavité soit avec la teinture d'iode, soit avec le fer rouge.

OBSERVATIONS.

Nous devons à l'obligeance de M. Tillaux, chirurgien de Beaujon, l'observation suivante :

OBSERVATION I.

Madame X... âgée de 30 ans, entre à l'hôpital [Lariboisière salle saint Jean, dans la dernière quinzaine de janvier 1877, envoyée à M. Tillaux par M. Frémy médecin de l'Hôtel-Dieu.

Cette malade présente, à droite au niveau du pli fessier, une tumeur assez volumineuse déformant la région à ce niveau.

Interrogée sur ses antécédents, la malade raconte que, quelques mois avant l'apparition de cette tumeur, à la suite d'une discussion avec son mari, elle avait été fort maltraitée par celui-ci, et entre autres coups elle avait reçu un violent coup de pied à l'endroit qui actuellement est le siége de l'affection.

Quoique la malade ne soit pas explicite sur ce point, cependant vu la violence du coup, il a dû en résulter un épanchement sanguin.

La tumeur située au niveau du pli fessier qu'elle efface, sur le trajet des muscles fléchisseur de la jambe sur la cuisse, biceps et demi-membraneux, à leur partie supérieure, est du volume de la tête de fœtus à terme. Elle présente au toucher des points de consistance variable. Ici elle est mollasse, là elle est dure. Pas de mobilité.

M. Tillaux fait le diagnostic de cystosarcome, et propose l'extirpation de la tumeur.

L'opération n'est faite que dans les premiers jours d'avril.

Une incision verticale est faite sur la tumeur. La peau et le tissu cellulaire sous-cutané sont divisés. Les fibres du muscle demi-membraneux se présentent. M. Tillaux continue sa dissection et ouvre alors une poche d'où s'échappe une grande quantité d'un liquide blanchâtre de nature purulente, au milieu duquel nagent un grand nombre d'hydatides. La poche est ouverte très-largement et vidée de tout ce qu'elle contient. On la remplit de charpie imbibée d'eau-de-vie camphrée.

Cette large plaie suppura pendant longtemps, mais elle finit par se refermer et la malade guérit complétement.

Obs. II. — Kyste hydatique de la cuisse ayant débuté à la suite d'une contusion, recueillie par mon collègue et ami M. Bide.

Davasse (Julien) 39 ans, homme d'équipe entre le 7 janvier 1878, salle Saint Augustin n° 24, hôpital Lariboisière, service de M. Labbé.

C'est un homme fort bien constitué, et qui n'a jamais fait aucune maladie. Il y a trois ans, il reçut un violent coup de pied de cheval sur la partie antérieure de la cuisse droite, il en résulta un épanchement sanguin et une vaste ecchymose.

Le malade resta un mois sans travailler ; puis lorsqu'il se remit au travail, il éprouva une douleur continue dans la cuisse.

C'est quinze mois environ après l'accident, qu'il remarqua, en prenant un bain, à la partie antérieure de la cuisse, une petite grosseur du volume d'un œuf de poule, roulant sous la peau et sur les tissus profonds.

Le 12 novembre, il entra à la Pitié. A ce moment, la tumeur était du volume du poing environ. M. Labbé fit avec l'appareil Dieulafoy une ponction qui ne donna issue à aucun liquide.

A partir de ce moment la tumeur augmenta rapidement de volume et occupa bientôt tout l'espace que l'on peut apprécier aujourd'hui

Boncour.   3

La partie moyenne de la cuisse présente un gonflement fusiforme, s'étendant en haut presque jusqu'au pli de l'aine et en dehors jusqu'à trois travers de doigt au dessous du grand trochanter. En bas elle se perd sur les confins du genou qui est déformé. L'articulation du genou est très-peu mobile. Actuellement dans ses deux tiers supérieurs, c'est-à-dire dans le point de son plus grand volume, on constate une fluctuation des plus manifestes, puis au dessous de cette partie dont les limites inférieures sont irrégulières et dures, on sent le fémur très-augmenté de volume et placé pour ainsi dire sous la peau. Dans le sens vertical, cet os paraît creusé de sillons séparés par des saillies verticales également. A la partie interne de la cuisse près de sa partie moyenne et sur le trajet des vaisseaux fémoraux, on trouve deux ou trois plaques roúges dans leurs points maximum et violacées à la périphérie. A ce niveau la peau est chaude et la pression y est douloureuse. A la face externe et près du grand trochanter, il existe une autre plaque rose. Cette teinte disparaît sous la pression du doigt.

Le 15 janvier le malade est conduit à l'amphithéâtre.

M. Labbé hésite entre un abcès ostéopathique et un sarcome. Il n'émet l'idée de kyste qu'à l'état d'hypothèse.

. Le malade endormi, un bistouri est plongé profondément au point le plus fluctuant de la tumeur ; il ne sort que du sang. Le plus mauvais pronostic allait être porté, quand par l'incision faite au bistouri, sort une, puis deux vésicules hydatiques.

Dès lors plus d'hésitation. A l'aide du thermo-cautère porté au rouge sombre, M. Labbé fait suivant le grand axe de la tumeur une incision de 30 à 35 centimètres. Il tombe sur la masse musculaire du triceps qu'il incise avec le cautère jusqu'à la poche kystique, qui, complétement ouverte laisse échapper des flots de liquide et des quantités considérables de vésicules hydatiques. Le kyste se continue en haut et au dehors du côté des interstices musculaires du triceps, du couturier, du tenseur du fascia lata. Là se trouve une poche secondaire qui est ouverte. Il en sort des hydatides et du pus phlegmoneux. A ce niveau, la peau était rouge, comme on le sait. Même phénomène en dedans à l'union du tiers inférieur et des deux tiers supérieurs sur le trajet de l'artère fémorale. Là est une poche isolée et suppurée qui est uverte.

Après avoir bien vidé la tumeur, on éteint dans cette grande poche kystique, 20 à 30 cautères de tout calibre et de toute forme jusqu'à ce que tout écoulement sanguin ait cessé et jusqu'à ce que les parois du kyste aient été totalement détruites par la cautérisation. Il en résulte une immense plaie ovalaire. profonde, mais sans aucun clapier, sans aucun diverticulum.

Pansement avec des gateaux de charpie trempée dans l'huile phéniquée.

Le soir T A — 37° 5. Le lendemain matin 37°, le soir 37° 8.

Le malade a mangé et dormi.

Le 3° jour après l'opération le pansement est changé.

Les jours suivants le malade va bien, sans complication, sans fièvre.

La plaie se met à bourgeonner.

La cicatrisation est presque complète au 1er avril.

Obs. III.—Kyste hydatique de la cuisse. (Davaine, Traité des entozoaires, p. 573, 2e édition).

Jeune fille; tumeur située sur le fascia lata, ayant paru à la suite d'un coup violent; ouverture par la potasse caustique; issue d'un grand nombre d'hydatides de la grosseur d'un grain de chènevis à celle d'un œuf de poule.

Ces deux premières observations très-intéressantes, sont deux beaux exemples de kystes hydatiques des parties molles survenu à la suite de contusion violente.

Le traumatisme reçu dens les régions antérieure et externe de la cuisse, et l'apparition de kystes hydatiques en ces points qui ne sont pas le siége ordinaire de ceux-ci, démontrent bien suffisamment que dans ces cas le traumatisme a joué le rôle de cause occasionnelle.

Obs. IV. — Kyste hydatique de la cuisse, communiquée par mon col-
légue Segond, aide d'anatomie de la Faculté.

Milliet (Louise), 24 ans, domestique entre le 22 décembre 1876,
salle Saint-Jean, n° 11 à la Pitié, service de M. Labbé.

Forte et bien constituée, elle a été réglée à 14 ans, et la men-
struation a toujours été régulière et normale depuis cette époque.

L'attention de la malade a été éveillée, pour la première fois,
il y a un an, parce que, dit-elle, « sa jambe droite avait facile-
« ment froid. » Elle s'aperçut alors que sa cuisse droite était manifestement plus volumineuse que la gauche sans qu'il y ait d'ail-
leurs aucun phénomène douloureux. Elle nous a dit très-nettement
que jusqu'à, il y a deux mois, l'indolence est restée absolue et
l'augmentation de volume stationnaire. A cette époque, la malade
a travaillé plus que de coutume, et brusquement, dit-elle, sa cuisse
est devenue douloureuse, chaude et plus volumineuse, sans chan-
gement de coloration de la peau.

Un médecin a prescrit le repos, une pommade et des cataplasmes
et au bout de trois semaines, les phénomènes douloureux s'étaient
amendés et la cuisse avait récupéré le volume qu'elle présentait
avant cette poussée aiguë.

Lorsque nous examinons la malade, le 2 janvier, nous contatons
les signes suivants :

La cuisse droite présente à sa partie antérieure et moyenne une
tuméfaction assez considérable dont les contours sont mal limités.
La coloration de la peau est normale.

La palpation démontre l'existence d'une tumeur profonde ayant
le volume des deux poings et présentant une rénittence kystique
manifeste. Sa forme est celle d'un ovoïde dont le grand diamètre
est vertical et parallèle au muscle droit antérieur.

Son extrémité inférieure est située à quatre travers de doigt
au-dessus de la rotule et son extrémité supérieure à deux travers
de doigt au-dessous de l'épine iliaque antérieure et supérieure.
Il n'existe pas la moindre adhérence avec la peau et la tumeur est
tout à fait mobile sur les parties profondes.

Cette indépendance est manifeste lorsqu'on vient à mobiliser la tumeur dans le sens transversal, mais si l'on cherche à la déplacer de haut en bas, ou de bas en haut, on ne peut y réussir.

Ces différents caractères montrent nettement que la tumeur ne présente aucune adhérence sur le fémur et fait corps avec le droit antérieur, vers la partie profonde duquel elle paraît située. Ce qui le prouve bien, c'est que la contraction du triceps fémoral la durcit et l'immobilise complètement. Lorsqu'on pratique l'examen pendant le repos du malade, on constate une fluctuation très-nette dans tous les points de la tumeur qui paraît absolument régulière et homogène.

Les symptômes fonctionnels sont à peu près nuls ; l'indolence est complète ; la marche et la palpation de la région ne réveillent aucune douleur ; il existe simplement un peu de faiblesse dans le membre correspondant, en même temps qu'un léger sentiment de froid, perceptible pour le malade seulement.

Les ganglions inguinaux ne sont nullement engorgés.

Il s'agit donc d'un kyste de la cuisse et probablement d'un kyste hydatique.

Une ponction exploratrice pratiquée avec l'irrigateur Dieulafoy le 8 janvier au matin, donne issue à 30 ou 40 grammes d'un liquide jaunâtre citrin, ne présentant pas trace de crochets.

A la suite de cette ponction, le malade marche et se fatigue malgré les recommandations qui lui avaient été faites et le soir même, toute la région antérieure de la cuisse est devenue chaude et douloureuse ; il y a eu quelques petits frissons dans la journée ; la langue s'est couverte d'un enduit blanchâtre et il existe une céphalalgie assez vive.

On ordonne un purgatif pour le lendemain matin ; des cataplasmes sont appliqués sur la région malade.

Pendant les jours qui suivent, les symptômes vont en s'accentuant, la coloration de la peau reste normale, mais la tension, la douleur augmentent ; la région est chaude à la main, les frissons deviennent plus fréquents, la langue se sèche, et un matin les indications d'une intervention chirurgicale deviennent absolument nettes.

M. Marchand qui, en ce moment, remplace M. Labbé, fait trois larges incisions longitudinales sur les parties latérales de la tumeur. Il s'en écoule deux palettes de pus épais et blanchâtre. L'une des trois incisions porte sur la face interne de la cuisse, et les deux autres situées l'une au-dessus de l'autre, portent sur la face externe.

Elles conduisent dans une large poche profondément située dans le triceps et présentant des parois lisses et comme veloutées au toucher. Plusieurs tubes à drainage sont placés en travers dans la poche et permettent de fréquents lavages.

Les différentes phases par lesquelles venaient de passer cette tumeur laissaient en somme le diagnostic incertain. Mais quelques jours après M. Marchand explorant à nouveau la cavité de la poche, put à l'aide des doigts et de pinces extraire par l'une des incisions toute une poche kystique blanchâtre présentant tous les caractères cliniques d'une poche hydatique.

Le diagnostic auquel on s'était primitivement arrêté était donc parfaitement justifié.

Aussitôt la poche kystique enlevée, la guérison a marché rapidement. La température axillaire qui oscillait entre 38,8 et 39,4 depuis le jour de la première opération est devenue normale en deux ou trois jours, la suppuration a cessé, et la malade a pu quitter l'hôpital à la fin de février, parfaitement guérie.

Obs. V. —Kyste hydatique suppuré de la cuisse. — Autopsie par le Dr Masson. Arch. de médecine, octobre 1875, p. 464).

Le malade était un homme âgé de 45 ans, vigoureux, paraissant bien portant ; deux ans auparavant, il avait commencé à ressentir une légère douleur à la cuisse droite, *quelque temps après une contusion* produite par un objet contenu dans la poche de son pantalon ; à ce moment était apparue une tumeur du volume d'une noix, qui depuis s'accrut lentement, mais d'une façon certaine. Trois mois après cette tumeur était devenue « subitement plus volumi- « neuse, » le pied et la jambe étaient œdématiés

A l'examen, on trouva sur la cuisse gauche, au niveau du triangle de Scarpa une tumeur manifestement fluctuante de la grosseur d'une tête de fœtus. La circonférence du membre au niveau

du point culminant, était de 26 pouces, tandis que le membre sain
au même niveau, n'en mesurait que 23 1j2.

Obs. VI. — Kyste hydatique du tibia. — Résection. — Guérison. —
Obs. CCXLVI (Wicklam), Traité des entozoaires, de Davaine. p. 581.

Femme, fracture de jambe dans un mouvement brusque; six ans
auparavant, coup de faux à cette jambe pénétrant dans l'os, suivi
d'une tumeur du volume d'un œuf de poule ; celle-ci diminuant par
la compression et reprenant son volume aussitôt après ; point de
réunion de la fracture au bout de trois mois. Incision sur la tumeur, issue d'un grand nombre d'hydatides, provenant d'une cavité du tibia. Fracture transversale ; parois de l'os amincies, re-
section de quatre pouces de la partie antérieure du tibia. Guérison.

Obs. VII. — Kyste hydatique de l'omoplate ayant débuté à la suite
d'une contusion. — Guérison. — Recueillie par M. Armand Siredey,
dans le service de M. Tillaux, à Beaujon.

Catherine X..., 24 ans, domestique, entre le 25 juin 1877, salle
Sainte-Agathe, n° 13.

Jamais de maladies graves, ni d'accidents antérieurs.

Le 2 août 1876, cette jeune femme fit une chute dans un escalier
en portant un fardeau ; la partie postérieure de l'épaule gauche et
du bras portèrent sur les marches. La malade put se relever et
continua même son travail tout le jour malgré de vives douleurs
dans les parties contusionnées.

Durant la nuit, la souffrance augmenta; insomnie absolue. Ap-
plication d'eau froide sur l'épaule. Le lendemain matin, impuis-
sance complète du bras et persistance des douleurs. La malade
entre à l'hôpital.

On observe alors une contusion simple des régions indiquées :
Vaste ecchymose qui disparaît ainsi que la douleur après quelques
jours de repos et des applications d'alcool camphré.

La malade quitta l'hôpital au bout de huit jours et reprit son service.

Depuis ce moment, elle remarqua qu'il se formait en arrière de l'épaule gauche, immédiatement au-dessous et en dedans, une petite tumeur dont le développement progressif l'inquiéta, bien qu'elle ne provoquait aucune douleur spontanée ou provoquée.

Un médecin consulté à cette époque (septembre 1876), conseilla des applications de coton iodé.

Au mois de décembre 1876 une seconde tumeur apparut un peu au-dessus de la première, sur la même ligne verticale, dans un point qui correspond à peu près à l'épine scapulaire.

Les deux grosseurs continuèrent à se développer lentement, sans provoquer d'autres troubles qu'un peu de gêne dans les mouvements d'élévation du bras. La peau présentait en ce point la même coloration que dans les parties voisines.

Le coton iodé ne produisant aucun résultat, on cessa de l'employer.

Deux médecins consultés soupçonnèrent l'existence d'un kyste et proposèrent une ponction qui fut différée.

De janvier à juin 1877 la jeune femme continua son travail sans s'occuper de son affection, mais voyant que les tumeurs augmentaient toujours et avec elles la gêne du bras; elle se décida à entrer à l'hôpital le 25 juin.

A cette époque, la plus grande des tumeurs, celle qui s'était développée la première à la partie inférieure de l'épaule, en arrière, avait le volume d'un poing d'adulte, la seconde celui d'un œuf de poule.

Les mouvements d'élévation et d'abduction du bras étaient devenus à peu près impossibles. Mais il n'y avait pas de douleur.

M. Delens pratique une ponction avec l'appareil Potain, le 28 juin : issue d'un liquide blanc laiteux.

Le 30 juin nouvelle ponction dans les deux tumeurs et incision verticale rejoignant les deux foyers. On retire un liquide blanchâtre comme dans la ponction exploratrice sans membrane.

6 juillet. Au moment où on faisait des lavages dans la plaie, on fit sortir quatre vésicules hydatiques qui ont été conservées et examinées.

Depuis ce jour, on ne retire plus d'hydatides, mais il sortit de nombreux séquestres à plusieurs reprises.

Abcès à la partie externe du bras, au dessous de la tête humérale. L'ouverture de cet abcès laissa un trajet fistuleux.

La suppuration de la plaie se maintint jusqu'au mois de décembre.

Le 15. M. Gillette fit une nouvelle incision plus profonde que la première, et l'on retira des séquestres.

Pendant tont le mois de janvier 1878, persistance de la suppuration, en même temps qu'apparaissent de vives douleurs dans l'épaule et dans le bras.

L'état général est très-satisfaisant. M. Tillaux, explorant les lrajets fistuleux sur plusieurs points d'os nécrosés, et sur la demande de la malade pratique la résection de l'angle inférieur de l'omoplate le 13 février. La portion enlevée comprend à peu près le quart de l'os.

On constate dans le fragment nécrosé une exagération du tissu aréolaire surtout au niveau des bords; anfractuosités dans lesquelles on trouve encore une vésicule hydatide. Pansement à l'alcool.

Actuellement 28 février, l'état de la malade est excellent ; la plaie commence à se cicatriser, le trajet fistuleux du bras a disparu.

Cette observation présente un cas bien remarquable de kyste hydatique développé dans un os plat à la suite d'une contusion.

Obs. VIII. — Hydatides du canal médullaire de l'humérus. — Extrait d'une observation de Sevestre et Demarquay, Traité des entozoaires, de Davaine, p. 577.

M. T... âgé de 63 ans. Il y a 6 ans plaie du bras par armes à feu guérison; quatre ans plus tard, douleurs vagues, sourdes et profondes dans ce bras; abcès, incision, cicatrisation lente. Qelques mois après, fracture probable de l'humérus, se produisant pendant l'action de bêcher. Des abcès se sont montrés successivement au bras et ont laissé des fistules par lesquelles plusieurs séquestres on été éliminés.

Demarquay constate l'existence de deux trajets fistuleux aboutissant à des séquestres invaginés et probablement adhérents en partie. Ces deux trajets sont réunis ainsi que les cloaques auxquels ils aboutissent. Le canal médullaire est trouvé rempli d'une matiére pulpeuse, grisàtre, prise d'abord pour du pus concret. Le canal est élargi; ses parois sont fort amincies, de plus il est allongé à chacune de ses extrémités. Examinée au microscope, la matière pulpeuse se trouva composée en partie de membranes d'hydatides avec des crochets disséminés.

Obs. IX. — Tumeur hydatique de l'avant-bras. — Observation communiquée par mon collègue et ami, M. Piéchaud.

Le 17 février 1878, Françoise Goujon, âgée de 26 ans, entrée à l'hôpital Necker, salle Sainte Marie, dans le service de M. Broca.

Elle porte à la partie moyenne de la face antérieure de l'avant-bras gauche une tumeur du volume et de la forme d'un œuf de poule dont la grosse extrémité regardait le poignet. Cette tumeur est dure résistante et n'adhère pas à la peau qui glisse sur elle. Elle n'est donc pas développée dans le tissu cellulaire sous cutané, mais plutôt dans l'aponévrose d'enveloppe de l'avant-bras.

Sur la partie moyenne de la grosse extrémité, se trouve une dépression cicatricielle, au centre de laquelle on entrevoit un petit pertuis, d'où s'échappent tous les matins, une notable quantité de liquide et de pellicules blanchâtres. Il y a quatre ans qu'existe cette tumeur sur le début de laquelle la malade ne peut donner aucun renseignement précis. Elle s'en aperçut seulement alors qu'elle avait déjà atteint le volume d'une aveline. Elle était indolente et resta presque stationnaire, dit la malade, jusqu'à la fin de sa première grossesse. A ce moment là, c'est à dire vers la fin de septembre 1877, elle prit un *accroissement considérable*, sans toutefois provoquer de douleurs. Cet état d'indolence qui permettait à la malade de se livrer à ses occupations, persista jusqu'au 10 janvier

1878. A ce moment la peau qui recouvrait la tumeur s'enflamma dans toute son étendue et principalement vers la grosse extrémité et des douleurs aigües se déclarèrent aussitôt. On appliqua des cataplasmes et l'on fit des lotions à l'eau de sureau. Inflammation et douleurs se calmèrent peu à peu, et ce ne fut que vers le milieu de février que la malade se décida à entrer à l'hôpital. La tumeur était alors très-douloureuse à la pression et les mouvements de flexion des doigts étaient très-pénibles. Dès le lendemain de son arrivée, M. Broca fit une petite ponction au point où siége aujourd'hui la dépression cicatricielle et il en sortit aussitôt des hydatides et un liquide assez épais. Deux fois par jour on fit sur la tumeur des badigeonnages au glycérolé d'amidon et chaque matin à la visite on comprimait assez fortement, de manière à ramener son contenu au dehors.

Le 10 mars, jour où la malade a quitté la salle, la tumeur a beaucoup diminué. Nous l'avons revue le 15 mars, et il est manifeste qu'elle a encore diminué.

Obs. X. — **Kyste hydatique de la phalange du doigt indicateur. — Amputation. — Guérison. —** Observation du Dr Charcot, Traité des entozoaires, de Davaine, p. 578.

Homme âgé de 81 ans, entré à l'hôpital de Nîmes, le 16 juin 1856. Coup reçu à l'indicateur de la main gauche, il y a deux ans; quatre mois après, douleurs vives, gonflement, tumeur d'abord dure, puis ramollie et acquérant le volume d'un œuf de poule, douleurs intolérables; peau de couleur normale; pas de douleur à la pression, ni de frémissement à la palpation; état général satisfaisant; amputation du doigt; guérison 21 jours après.

Dans la tumeur, liquide séreux avec des hydatides qui contiennent de petites granulations (probablement des échinocoques).

CONCLUSIONS.

1° Les kystes hydatiques des membres reconnaissent certainement comme cause occasionnelle, le traumatisme.

2' Ils ont un certain nombre de lieux d'élection que nous avons divisés en anatomiques et traumatiques.

3° Dans leur développement, il est assez fréquent de rencontrer un accroissement presque subit de leur volume.

A. Parent, imprimeur de la Faculté de Médecine, rue Mr le Prince, 31.

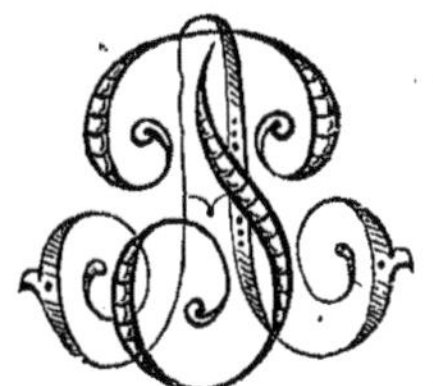

9 782016 155905